ENTHÜLLT: DIE ERFOLGSFORMEL GEGEN VORZEITIGEN SAMENERGUSS

Tipps und Tricks wie sie das erfundene Männerleid in den Griff bekommen!

Ann – Kathrin Freud

Inhalt

Vorwort

Ich befürchte noch nie so viel Mist gelesen zu haben, wie bei meinen Recherchen zum „Ejaculation praecox" (EP - vorzeitiger Samenerguss)!

Nicht nur, dass Mann sich schon seit jungen Jahren ständigen Erwartungen gegenübersieht, wie

-   Mann muss erfolgreich sein!
-   Männer weinen nicht!
-   Mann muss stark sein!
-   Männer stehen Ihren Mann! etc.

Spätestens mit der Pubertät müssen sie sich auch noch den Sprüchen Ihrer Alterskollegen aussetzen und jeder kennt diese prolligen „Sexprotze", denen die Frauen angeblich ja nur so hinterherrennen und die am Wochenende mal wieder `ne Alte flachgelegt haben, welche sie natürlich so richtig durchgenudelt haben…. Bullshit!

Mal ehrlich und dies sagt Ihnen nun eine Frau, die es bestimmt besser weiß, diese Angeber kochen auch nur mit Wasser.

Dann liest der Mann von Welt vielleicht auch hin und wieder im Internet, was Frauen sich von einem Spitzenlover wünschen:

Sex-Studie: Was ein Mann im Bett können muss. Es ist ein schwerer Weg zum Spitzenlover.

Seit einiger Zeit, keiner (zumindest kein Mann) weiß zu sagen, seit wann genau, haben die Frauen die Deutungshoheit über den menschlichen Geschlechtsverkehr an sich gerissen. Wie oft, wie lange, wie hingebungsvoll muss der Mann können, wie charmant muss er sein, in welche Regionen der weiblichen Psyche muss er sich einkuscheln, um den Sex "gut" und gewinn-

---

Da klafft dann Realität und Erwartungen so weit auseinander, dass sich ein sensibler, weltoffener Mann nur noch im totalen Zwiespalt und im Dauerstress befinden kann. Zumal er ja auch immer noch weiterem Stress ausgesetzt ist, Studium oder Beruf, den Anforderungen des Alltags, dem Fitnesswahn etc.

All solche Ansprüche hinterlassen Traumata. Prof. Christine Heim an der Charité Berlin zusammen mit ihrer Arbeitsgruppe zeigte mittels Bildgebung: „Gerade die Gehirnareale, die für die Stressregulation zuständig sind, sind bei den Probanden verkleinert."

Und nicht zu vergessen die Wirtschaftszweige, die alle an dem Mythos EP mitverdienen. Vom Kondom bis zum Penisring über den Arzt, Psychologen, Sextherapeuten bis hin zur Pharmaindustrie – alle wollen doch nur ihr Bestes… ihr Geld! Sie wollen alle an Ihrem Leid mitverdienen und deshalb wird Ihnen auch keiner sagen, dass EP die größte Lüge der Neuzeit ist! Im Gegenteil da werden die Ängste und der Stress geschürt und sie noch weiter unter Druck gesetzt, weil man ja Ihre Ängste soooo ernst nimmt!

Erfundenes Männerleid: vorzeitiger Samenerguss

Die Pharmaindustrie möchte Medikamente verkaufen. Am besten so viele wie möglich. Damit das klappt, betreiben die Medikamentenhersteller Marketing und erfinden nicht selten neue Krankheiten. Ihre neueste Entdeckung: Der vorzeitige Samenerguss.

Der neuste Coup kommt von der Berlin-Chemie AG. Das Unternehmen versucht gerade mit seiner Online-Kampagne "späterkommen.de", die dieses Jahr an den Start ging, dem Mann bei Erektionsproblemen beiseite zu stehen. Um genau zu sein, beim "Ejaculation praecox".

Mit seinem Internetangebot bietet Berlin-Chemie Betroffenen einen einfühlsam gestalteten Ratgeber. Immer wieder tauchen wohlige Bilder eines vermeintlichen Arztes auf, der Ratschläge verteilt. Mit einem angebotenen Selbsttest kann jeder feststellen, ob er Penisprobleme hat. Sollte dies der Fall sein, steht die Seite mit Rat und Tat bereit. Das Ziel: Am Ende soll jeder wieder "seinen Mann stehen" können.

Am Ende gipfelt auf "späterkommen.de" alles im Rat zum Urologenbesuch. Denn hier wird die Sache für die Berlin-Chemie AG zielführend, Ärzte können den "Betroffenen" dann Präparat Priligy des Unternehmens verschreiben.

Auszug aus: https://rp-online.de/leben/gesundheit/sexualitaet/erfundenes-maennerleid-vorzeitiger-samenerguss_aid-9149457

Bitte verstehen Sie mich nicht falsch, natürlich gibt es einige wenige körperliche Ursachen, die einen EP verursachen können und dann sind sie bei den Ärzten etc. auch bestimmt in den besten Händen, jedoch sind dies wirklich nur die wenigsten Fälle.

Dann finden Sie im Netz noch zahlreiche tolle Tipps, den vorzeitigen Samenerguss wirksam zu bekämpfen:

Eine ist, dass der Mann die Frau während des Vorspiels stärker erregt, so dass sie nach dem Eindringen schneller zum Orgasmus kommt, aber diese Technik erregt eben oft auch den Mann und vereitelt damit wohl zumeist seinen Zweck.

Eine andere gängige Methode ist, dass der Mann an nicht-sexuelle Dinge denkt, die sich als wirksam erweisen können… tja, die dann aber auch seine Freude am Sex vermindern!

Die effektivste Therapie soll wohl die von Masters und Johnson propagierte sein, bei der man sich fast zum Orgasmus bringt und dann den männlichen Orgasmus verhindert, indem er den Penis zwischen ihren Fingern kurz unterhalb des Eichelkopfes kurz komprimiert. Dem Mann soll damit klarwerden, dass die vorzeitige Ejakulation leicht verhindert werden kann, so dass dann angeblich seine Angst verschwindet (?) und dass Beide schließlich einen normalen Koitus erreichen können, ohne auf diese Squeeze-Technik zurückzugreifen.

Sorry, aber wer sich einer solchen Tortur freiwillig unterzieht, muss schon leicht masochistisch veranlagt oder wahnsinnig verzweifelt sein!

Deshalb sollten sich nun mit mir auf eine erholsame Reise begeben, in der wir Ihre Ängste mal mit der Realität abgleichen… und Ihnen wirklich nützliche Tipps geben, um auch aus Ihnen einen Spitzenlover zu machen!

Körperliche Probleme

Physiologische Probleme spezifischer sexueller Natur sind eher selten. Nur eine kleine Minderheit von Menschen leidet an Krankheiten oder mangelhafter Entwicklung der Genitalien oder des Teils der Neurophysiologie, der die sexuelle Reaktion steuert. Viele Menschen erleben jedoch irgendwann sexuelle Probleme, die Nebenprodukte anderer Pathologien oder Verletzungen sind. Prostatitis, Nebennieren-tumoren, Diabetes und Herz-Kreislauf-Erkrankungen können Störungen des Sexuallebens verursachen. Kurz gesagt, alles, was die normale Körperfunktion ernsthaft beeinträchtigt, verursacht im Allgemeinen ein gewisses Maß an sexuellen Problemen. Glücklicherweise wird die große Mehrheit der physiologischen sexuellen Probleme durch Medikamente oder Operationen gelöst. Im Allgemeinen sind nur die Probleme, die mit einer Schädigung des Nervensystems verbunden sind, der Therapie abträglich.

Psychologische Probleme

Psychologische Probleme stellen bei weitem die größte Kategorie dar. Sie sind nicht nur das Produkt gesellschaftlich induzierter Hemmungen, falsch angepasster Einstellungen und Ignoranz, sondern auch sexueller Mythen der Gesellschaft. Ein Beispiel für Letzteres ist die Vorstellung, dass ein guter, reifer Sex eine schnelle Erektion, einen verlängerten Koitus und einen gleichzeitigen Orgasmus beinhalten muss. Zeitschriften, Internet und allgemeine sexuelle Volksmythen verstärken diese anspruchsvollen Ideale, die nicht immer erfüllt werden können und daher Anspannung, Schuldgefühle und Gefühle der Unzulänglichkeit hervorrufen.

Was über Jahrzehntausende hinweg als Vorteil das Überleben der Menschheit gesichert hat, gilt heute als missliebiger Lusttöter und verhasster Beziehungskiller.

Dabei ist diese Krankheit also im Grunde genommen überhaupt keine; vielmehr ist dies von der Natur aus sogar als wünschenswert vorgesehen. Die Rede ist vom Ejaculatio Praecox. Klingt doch putzig auf Latein, fast wie eine Apfelsorte. Unter der deutschen Übersetzung „Vorzeitiger Samenerguss" dagegen packt es laut Statistik jeden dritten „Schwanz"-Träger am Wickel seines Verlangens. Gegen diesen Himalaja aus Verzweiflung und Mutlosigkeit wirkt die weitaus „populärere" Bezeichnung der Potenzstörung fast schon wie ein belangloser Hügel. Eigentlich hat das, was in unserer sexuell offenen Gesellschaft heute als „Vorzeitiger Samenerguss" verurteilt wird, der Menschheit erst den Aufstieg zur „Elite" der Schöpfung geebnet. Denn um diese Krone zu erhalten, musste der Frühmensch mit allerhand konkurrierenden Fressfeinden bis aufs Blut kämpfen.

Wer hatte schon Zeit sich der schönsten Nebensache der Welt lange hinzugeben, den Samenerguss hinauszuschieben, sich dem Moment vollkommen hinzugeben? Bedeutete doch mangelnde Wachsamkeit sich im Magen von Fleischfressern wieder zu finden, was das unwiederbringliche Ende im Genpool der aufsteigenden Menschheit gewesen wäre. Also konnten sich nur jene Kerle durchsetzen, die ganz potent schnell zum Sch(l)uss kommen konnten. Also ihr dauerpotenzprotzenden Männer, hört genau zu: Ohne die von euch oft verspotteten „Schnellschießer" gäbe es euch heute nämlich gar nicht!

Trotzdem ein Spaß ist heute der „Vorzeitige Samenerguss" für die Betroffenen auf keinen Fall. Doch lasst uns gemeinsam den „vorzeitigen Samenerguss" vom Sockel einer dubiosen Krankheit stoßen. Mal ehrlich welcher Mann wird nicht von der Frau seines Lebens erotisch stark stimuliert. Es sollte also vielmehr als ein Kompliment an die Frau angesehen werden, anstelle es als ein körperliches Leiden anzusehen. Es ist also in Wahrheit reine „Kopfsache".

„Vorzeitiger Samenerguss" spielt sich in den kleinen grauen Zellen ab und was man uns in den Kopf gesetzt hat, bekommt man auch wieder raus. Was heißt schon „vorzeitig" im Hinblick auf der messbaren Tatsache, dass der westeuropäische Schwanzträger das Weib seines Begehrens durchschnittlich gerade mal ernüchternde fünf Minuten bespringen kann, bevor er den Korken knallen lassen muss. Das Gegenteil dürfte demnach wohl nur in der Fantasiewelt der Pornofilmstudios lebendig sein.

Nun wird klar, dass sich erst mal die geistige Einstellung ändern muss, damit sich am „Vorzeitigen Samenerguss" etwas ändern kann und wir die zahlreichen Sexualmythen unserer Breitengrade sterben lassen müssen.

Im Jahr 1887 wurde die vorzeitige Ejakulation (PE) erstmals in der medizinischen Literatur erwähnt. Bis in die 1960er Jahre gab es jedoch nur wenige Publikationen über PE, die in den 1970er / 80er Jahren mehr Aufmerksamkeit auf dieses Thema lenkten, während sie erst in den letzten zwei Jahrzehnten zu einer bekannten Störung wurden. Vier historische Perioden sind unterscheidbar, wobei PE unter verschiedenen Gesichtspunkten betrachtet wird. Ursprünglich als rein psychologische und später psychosomatische Störung betrachtet, wurde PE in den 1960 / 70er Jahren als Ergebnis von Selbsterfahrungen gesehen. In den 1990er Jahren wurde postuliert, dass lebenslanges PE das Ergebnis neurobiologischer und genetischer Faktoren ist und dass die erworbene PE aufgrund einer Reihe zugrundeliegender Erkrankungen entstanden ist.

In der ersten Dekade des gegenwärtigen Jahrhunderts wurde eine andere Gruppe von Männern beobachtet, die von PE betroffen waren, während sie eine normale Ejakulationszeit hatten. Im Einklang mit diesen Entwicklungen hat sich die anfängliche, ziemlich rigide Ansicht, dass alle Männer mit PE eine Psychotherapie erhalten sollten, in eine flexiblere Ansicht geändert, dass verschiedene Behandlungen zur Behandlung von PE angewendet werden können und dass Psychoedukation und Beratung bei jeder Behandlung unerlässlich bleiben.

Sex in der Gesellschaft

Sex ist tabu, weil sich die menschliche Kultur entwickelt hat, um die Häufigkeit und den Kontext von Geburten zu kontrollieren.

Wie die meisten Arten haben wir einen starken Sexualtrieb, weil es im ursprünglichen Jäger-Sammler-Zustand optimal war, so viel wie möglich zu empfangen - eine Frau konnte aufgrund der frühen Sterblichkeit maximal 10 Jahre Geschlechtsreife haben und viele ihrer Nachkommen starben. Als die Lebenserwartung stieg und die Kindersterblichkeit sank, wurde es möglich, viel mehr Kinder zu bekommen, als man unterstützen konnte. Verschiedene Mechanismen, von Religion bis zu sozialer Beschämung, entwickelten sich, um ungehemmten Sex zu kontrollieren: Es wurde von einem wilden, fleischlichen Ding, etwas das hinter verschlossenen Vorhängen passieren musste, aber für zivilisierte Menschen grundsätzlich ungeeignet war. Es durfte nichts sein, was man tun konnte, wann immer man es wollte, damit man die Welt nicht mit hilflosen Babys füllte.

Papst Johannes Paul II. forderte die Ehemänner auf, "nicht mit ihren Frauen Ehebruch zu begehen, indem sie Sex zum bloßen Vergnügen und zur Befriedigung des Instinkts begehren" (Modas: 124, 1980).

Das Argument ist, dass Sex statt zum Zwecke der Zeugung gegen die Doktrin der Kirche ist, aber wie um alles in der Welt ist das ehebrecherisch?

Laut Jesse Crowley von The porn Effect, einer katholischen Website für Ratschläge, erzeugt Masturbation Selbstaufsaugung (Stolz), Gier, sexuelle Völlerei und ist oft eine Folge von Trägheit.

Sex ist also umgeben von einer Vielzahl von sozialen Normen, religiösen Einschränkungen und moralischen Tabus. Aber warum?

Die Auswirkungen gesellschaftlicher Wertesysteme auf die menschliche Sexualität sind, wie bereits erwähnt, tiefgreifend. Der amerikanische Anthropologe George P. Murdock fasste die Situation folgendermaßen zusammen:

„Alle Gesellschaften standen vor dem Problem das Bedürfnis nach Sex zu kontrollieren und mit dem adäquaten Ausdruck zu vereinen. Dazu haben alle es durch eine Kombination von kulturellen Tabus, Erlaubnissen und Verfügungen gelöst. Verbotsregelungen bremsen zu sehr die sozial groben Formen des sexuellen Wettbewerbs. Lockerere Vorschriften erlauben mindestens die minimale Impulsbefriedigung, die für das individuelle Wohlbefinden erforderlich ist. Sehr häufig wird Sexualverhalten auch ausdrücklich durch verbindliche Vorschriften vorgeschrieben, in denen es direkt den Interessen der Gesellschaft zu dienen scheint.“

Das historische Erbe ist natürlich das Fundament, auf dem die gegenwärtige Situation beruht. Westliche Zivilisationen sind im Wesentlichen von griechisch-römisch sozialer Organisation, Philosophie und Recht, mit einer starken Vermischung von Judentum und Christentum beeinflusst. Diese historische Mischung enthielt inkompatible Elemente: die individuelle Freiheit wurde geschätzt, aber es gab eine große Betonung des Gesetzes und der richtigen Vorgehensweise; der Pantheismus (Das Göttliche existiert in allen Dingen und ist mit der Welt identisch.) der Griechen und Römer kollidierte mit dem jüdischchristlichen Monotheismus und die sexuelle Freizügigkeit hellenistischer Zeiten wurde durch die Anti-Sexualität des frühen Christentums beantwortet.

In Bezug auf Sex war der wichtigste Faktor das Christentum. Diese Entwicklung ergab sich aus einem asketischen Konzept, das von einer Reihe von Religionen geteilt wurde, dem Konzept der guten geistigen Welt im Gegensatz zur fleischlichen materialistischen Welt, dem Kampf zwischen Geist und Fleisch. Da Sex das Fleisch verkörpert, war es offensichtlich der Feind des Geistes.

Beginnend im 2. Jahrhundert wurde das westliche Christentum stark von dieser dichotomen Philosophie der Gnostiker beeinflusst; Sex in irgendeiner Form außerhalb der Ehe war ein ungehemmtes Übel und innerhalb der Ehe eine unerträgliche Notwendigkeit für die Fortpflanzung und nicht für das Vergnügen. Die mächtige Anti-Sexualität der frühen Christen (man beachte, dass weder Gott noch Christus eine Frau haben!) war zum Teil auf ihre apokalyptische Sicht des Lebens zurückzuführen: Sie nahmen das Ende der Welt und das Jüngste Gericht vorweg. Ein sofortiger und drastischer Ansatz war notwendig. In der Tat entwickelte sich eine solche übermäßige Anti-Sexualität, dass die Kirche selbst schließlich dazu gebracht werden musste, einige ihrer extremeren Formen einzudämmen.

Als sich nämlich herausstellte, dass die menschliche Existenz für einige unvorhersehbare Zeit fortgeführt werden würde und sich gelegentlich intelligente Theologen bemerkbar machten, wurde die Anti-Sexualität einigermaßen verbessert, blieb aber über Jahrhunderte hinweg ein Grundstein des Christentums. Diese Haltung war besonders bedauerlich für Frauen, denen die meisten sexuellen Schuldgefühle zuteilwurden. Frauen, wie die ursprüngliche Verführerin Eva, zogen weiterhin Männer an, um Sünde zu begehen. Sie waren geistig schwache Kreaturen, die anfällig für fleischliche Impulse waren. Dies ist natürlich ein klassisches Beispiel dafür, dass jemand seine eigenen schuldigen Wünsche auf jemand anderen projiziert.

Seit der Zeit des heiligen Augustinus hat sich in der Kirche bestimmt herausgestellt, dass Sex beschämend und sogar sündhaft ist und dass die Ehe eine geringere Heiligkeit als das Feiern ist. Im Laufe der Jahrhunderte wurde diese Kontrolle über das Sexualleben der Menschen etwas gelockert. Um Ihnen eine Idee zu geben, wurden Christen auf ihrem Höhepunkt gelehrt, dass es eine Sünde war, bei Tageslicht mit Ihrer Frau Sex zu haben. Außerdem, dass es eine Sünde war, Sex mit seiner Frau für etwas anderes als der Zeugung zu haben. Außerdem war es eine Sünde sie vollständig auszuziehen! Wenn ich Ihnen die ganze Liste vorlese, wären sie geschockt und erstaunt. Menschen wurden tatsächlich wegen solcher Aktionen verhaftet!

Würde es sie schockieren zu erkennen, dass sie vielleicht eine Doktrin und Philosophie in ihnen verwurzelt haben, die buchstäblich etwas sein könnte, was der Teufel erfunden hat? Würde es sie schockieren, in den frühen Tagen Amerikas zu wissen, dass Menschen tatsächlich Geräte erfunden haben, um junge Männer davon abzuhalten einen erigierten Penis zu bekommen? Verhütung dadurch, dass ihm Schmerz bereitet wurde? Oder würde es Sie schockieren zu wissen, dass Kellogs Cornflakes erfunden wurden, um den sexuellen Appetit einzudämmen? Woher kam diese Besessenheit, das Sexualleben der Menschen zu kontrollieren? Es hat die Intensität eines Zeugen Jehovas vor deiner Haustür. Könnte eine solche Motivation von Gott kommen oder ist es eher eine Doktrin des Teufels?

Lehren des Teufels? Haben sie das noch nie gehört? Ja, ob Sie es glauben oder nicht, diese Lehre, die der heilige Augustinus hervorbrachte, ist seit seiner Zeit in der Kirche ein Krebsgeschwür. Nun, es muss gesagt werden, dass die Beiträge des heiligen Augustinus zum Christentum seinen Fehler weit überwiegen, aber die Tatsache ist, dass er die Hauptquelle für diese unrichtige Lehre über Sex ist. Als St. Augustine noch ein junger Mann war und seine sexuellen Laster immer noch nicht aufgegeben hatte, war er von Sex besessen war und nahm sogar an Orgien teil. Bevor Augustinus Christ wurde, gehörte er einer gewissen gnostischen Sekte an, die Manichäer genannt wurde. Die Manichäer verurteilten Ehe und Fortpflanzung, nahmen aber an Hurerei, Orgien und Inzest teil (grundsätzlich betrachteten sie das Geschlecht als böse, da es Teil der physischen Welt ist, jedoch betrachteten sie sich als erleuchtet im Geist, also war es egal, was ihre Körper tateverdreht.) Anstatt also eine ausgewogene Annäherung an das Thema Sex zu betreiben, verwandelte er sein Leben in einen Kreuzzug gegen Sex. Er verwandelte seine Theologie in dem Sex in jedem Fall beschämend oder sündig ist. Im wörtlichen Sinn hat der heilige Augustinus gelehrt, dass alle Menschen zölibatär sein sollten und dass, wenn Sie sogar an Sex denken (sogar mit Ihrer eigenen Frau), Sie Gott um Vergebung bitten sollten.

Sex wurde eine Sünde. Papst Gregor VII. Verbot Ehen für Priester (II. Laterankonzil im Jahre 1139 - Verbot der Eheschließung des Priesters). Papst Innozenz II. hob alle Eheschließungen der jetzigen Priester auf und zwang alle neuen Priester, sich von ihren Frauen scheiden zu lassen.

Warum verbot der Papst durch diesen Rat den Priestern die Heirat? Weil er Angst hatte, dass sie Kinder haben würden, die kirchliches Eigentum erben könnten. Im wörtlichen Sinne wurde die Ehe aus Gründen des Eigentums und einer falschen Heiligkeit verurteilt.

Des Weiteren erklärte er, Sex sei eine Sünde, die für viele Menschen gemacht wurde, die sündigten und Buße tun mussten, was der Kirche auch eine andere Möglichkeit gab, Geld zu verdienen. Denn wie Sie in der Prophezeiung sehen können, ist dies eine Lehre des Teufels.

Letztendlich ging die gesetzliche Kontrolle über sexuelles Verhalten von der Kirche an den Staat über, aber in den meisten Fällen verewigte letzterer einfach die Haltung des ersteren. Priester und Geistliche übten häufig weiterhin starke außergesetzliche Kontrolle aus: Die Anklagen von der Kanzel können in manchen Fällen ebenso wirksam sein wie das Gesetz. Obwohl die Religion als sozialer Kontrollmechanismus geschwächt ist, werden die Liberalisierung der Sexualgesetze und die Lockerung der Zensur auch heute noch oft von religiösen Führern erfolgreich bekämpft. Im Großen und Ganzen ist das Christentum jedoch zunehmend permissiver geworden, und Sexualität wurde nicht mehr als Sünde, sondern als von Gott gegebene Fähigkeit, konstruktiv zu nutzen, betrachtet.

Abgesehen von der Religion auferlegt der Staat manchmal Beschränkungen aus rein säkularen Gründen. Je totalitärer eine Regierung ist, desto wahrscheinlicher ist es, sexuelles Verhalten einzuschränken oder zu lenken. In einigen Fällen kommt dies einfach als Folge einer mächtigen Person (denke an die arischen Gesetze Hitlers!) zustande, die in der Lage ist, der Öffentlichkeit Ideen aufzuzwingen. In anderen Fällen kann man dem Eindruck nicht entgehen, dass das Geschlecht, das eine sehr persönliche und individualistische Angelegenheit ist, als gegensätzlich zu der ganzen Idee einer strengen staatlichen Kontrolle und Überwachung des Individuums angesehen wird. Dies könnte dazu beitragen, die strenge Zensur zu erklären, die von den meisten totalitären Regimen in Bezug auf sexuellen Ausdruck ausgeübt wird. Es ist, als ob eine Regierung, die von Macht besessen ist, die Macht, die der sexuelle Impuls auf die Bevölkerung ausübt, nicht ertragen kann.

Sexuelle Intimität und sexuelles Vergnügen sind zwei der am meisten geschätzten Erfahrungen der Menschheit. Eine aktuelle Studie hat gezeigt, dass Sex die Menschen noch glücklicher macht als die Religion. Die Kirche weiß das. Es weiß auch, dass das Verbieten von etwas, das wir sehnen, es zu tabuisieren, das Verlangen noch stärker machen kann. Es ist die perfekte Einrichtung für eine Institution, die mit Schuld und Erlösung handelt.

Die meisten Menschen, einschließlich der meisten Laien-Katholiken und vieler Kleriker, erkennen, dass die alternden Männer, die den Vatikan regieren, einige archaische und unwissende Vorstellungen über Sex haben. Die Menschen wissen auch, dass einige giftige Lehren (gnädig) auf der Strecke geblieben sind. Was wir oft nicht erkennen, ist jedoch, wie viele unserer eigenen sexuellen Abhängigkeiten von der Religion kommen. Selbst wenn Sie weltlich sind, haben Sie sich wahrscheinlich mit giftigen Ideen infiziert, die direkt aus dem Alten Orient und dem mittelalterlichen Europa über die katholische Kirche oder abgeleitete protestantische Sekten kommen.

Wenn du nach deinen eigenen Werten leben willst, wenn es um Sex geht, könnte es hilfreich sein, dich selbst zu fragen, welche dieser Ideen und Botschaften in irgendeiner Form in dich gelangt sind - und sie dann gegen die Realität zu prüfen.

1. Sex ist für die Fortpflanzung, was bedeutet, dass Sex für "bloßes Vergnügen" schlecht ist und der Schutz gegen schlecht durchdachte Schwangerschaft macht dich billig. Wenn Sie in neun Monaten kein Baby wollen, sollten Sie Ihre Beine zusammenhalten oder den Reißverschluss hochziehen.

2. Sex ohne Ehe ist "Hurerei" - die Art von böser Sünde, die Sie, wenn Sie reuelos sind, direkt in die Hölle schicken kann.

3. Mädchen sollten "rein" bleiben, bis sie heiraten.

4. Sex ist schmutzig. Wenn Sauberkeit neben Göttlichkeit ist, dann was könnte möglicherweise weniger göttlich sein als Sperma oder Blut und Vaginalschleimhaut.

5. Masturbation ist degeneriert und schädlich, und jemand beobachtet jedes Mal, wenn du aussteigst.

Haare auf deinen Händen als Strafe für Masturbation? Warzen? Blindheit? Als hätte Gott nichts Besseres zu tun, als sich in einer dunklen Ecke mit einem Stock zu verstecken und darauf zu warten, dass wir wichsen oder rammeln? "Masturbation ist ein ganz normaler Teil dessen, was es bedeutet, ein sexuelles Wesen zu sein. Es ist die erste Art, in der die meisten Kinder sexuelle Freude und einen Teil des Lebens für über 90 Prozent der Menschen erleben. Es kann Stress, Migräne, Schlaflosigkeit oder Menstruationsbeschwerden lindern. Das heißt, es bedeutet weniger Zeit, über Jesus nachzudenken. Oder vielleicht nicht.

6. Analsex wird aus einem Grund "Sodomie" genannt - Gott zerstörte Sodom und Gomorra

7. Nach dem Kult der Jungfräulichkeit mit der unberührten Vagina verändert schon die erste sexuelle Begegnung so radikal und dauerhaft wie...

8. Frauen kommen in drei Modellen: Jungfrau, Madonna und Hure

9. Bei Männern ist sexuelle Abstinenz eine moralische Tugend

10. Wenn ein Mann Gott wirklich ergeben ist, dann ist Abstinenz kein Problem.

11. Weibliche Zustimmung ist keine große Sache: Eine Jungfrau sollte in der Ehe von ihrem Vater gegeben werden, eine Schlampe will es immer, und eine verheiratete Frau hat nicht

das Recht, ihren Ehemann seinen fälligen Beischlaf zu verweigern.

12. Sex unter weniger als idealen Umständen zu haben ruiniert dein Leben, weil du ernten musst, was du säst.

13. Sex ist heilig, sogar sakramental - so wichtig, dass es sich lohnt, sein Leben danach zu streben, um die richtige Art zu haben und die falschen zu vermeiden.

Ja, Sex ist wundervoll. Orgasmus ist ein Vergnügen wie kein anderer und sexuelle Intimität setzt starke Gefühle des Wohlbefindens und der Verbindung frei. Dafür gibt es einen guten evolutionären Grund.

Geh mit dem Fluss. Lass los und lass Gott. Und beschuldige nicht das Elend über diese dreiste Frau, Eva, die einfach nicht widerstehen konnte, vom Baum der Erkenntnis zu essen.

Soziale Kontrolle des sexuellen Verhaltens

Gesellschaften unterscheiden sich bemerkenswert in dem, was sie in Bezug auf Sexualverhalten und Co als sozial wünschenswert und unerwünscht betrachten Sie unterscheiden sich folglich darin, was sie zu verhindern oder zu fördern versuchen. In der Mehrzahl der menschlichen Gesellschaften scheint es jedoch vier grundlegende Sexualkontrollen zu geben.

1. um den endlosen Wettbewerb zu kontrollieren, ist eine Form der Ehe notwendig. Dies führt nicht nur dazu, dass beide Partner aus dem Wettbewerbsbereich der Balz herausgefiltert werden, sondern sichert auch jedem einen sexuellen Partner zu, aber es erlaubt ihnen, anderen notwendigen und nützlichen

Aufgaben des Lebens mehr Zeit und Energie zu widmen. Trotz der Überzeugungen früherer Schriftsteller ist die Ehe für die Pflege der Jugend nicht notwendig; dies kann auf andere Weise erreicht werden.

2. ist die Kontrolle erzwungener sexueller Beziehungen notwendig, um Ärger, Fehden und andere störende Vergeltung zu verhindern.

3. üben alle Gesellschaften die Kontrolle darüber aus, wen man heiraten oder als Sexualpartner haben darf. Alle haben Inzestverbote. Diese basieren nicht auf genetischem Wissen. Tatsächlich beziehen sich viele Inzesttabus auf Personen, die nicht genetisch verwandt sind (Vater-Stieftochter zum Beispiel).

4. gibt es Kontrolle durch die Einrichtung eines Sicherheitsventil-Systems: die Formulierung von Ausnahmen von den vorherrschenden sexuellen Einschränkungen. Es gibt die Erkenntnis, dass Menschen sich dem Sozialgesetzbuch nicht dauerhaft anpassen können und dass genau definierte Ausnahmen gemacht werden müssen. Es gibt drei Arten von Ausnahmen von sexuellen Einschränkungen: (1) Scheidung: Während alle Gesellschaften die Ehe fördern, erkennen alle, dass es im Interesse der Gesellschaft und des Individuums liegt, die Ehe unter bestimmten Bedingungen zu beenden. (2) Ausnahmen auf Verwandtschaftsbasis: Viele Gesellschaften erlauben oder fördern sexuelle Aktivitäten mit bestimmten Verwandten, auch nach der Hochzeit. Meistens sind diese Verwandten die Ehefrau eines Bruders oder die Schwester einer Frau. Darüber hinaus werden oft sexuelle "Scherzbeziehungen" zwischen Schwagern, Schwägerinnen und Cousins erwartet. Während Koitus nicht beteiligt ist, gibt es viel explizite sexuelle Geplänkel, Hänseleien und humoristische Beleidigung. (3) Ausnahmen, die auf besonderen Anlässen basieren, von sexueller Aktivität als Teil religiöser Riten bis zu rein säkularen Zeremonien und Feiern, bei denen die

üblichen sexuellen Einschränkungen vorübergehend aufgehoben werden.

Die meisten Gesellschaften kümmern sich nicht um Selbstbefriedigung, da sie nicht die Fortpflanzung oder die Herstellung sozialer Bindungen mit sich bringen, aber einige betrachten sie als missbilligend. Sexuelle Träume sorgen nur dann für Besorgnis, wenn man annimmt, dass sie das Ergebnis nächtlicher Besuche eines Geistes sind. Solche Träume wurden einst den Geistern oder Dämonen zugeschrieben, die als Inkubi und Sukkubi bekannt waren, die nach schlafenden Menschen zum Geschlechtsverkehr suchten.

In manchen Teilen Subsahara-Afrikas wird das Streicheln als vorehelicher Ersatz für den Koitus verwendet, um Jungfräulichkeit zu bewahren und eine Schwangerschaft zu vermeiden. Es gibt große Unterschiede in den Petting- und Vorspieltechniken. Küssen ist keineswegs universal, da einige Gruppen den Mund als eine beißende und kauende Öffnung betrachten, die schlecht geeignet ist, Zuneigung auszudrücken. Während einige Gesellschaften die erotische Rolle der weiblichen Brust betonen, achten andere - wie die Chinesen - wenig darauf. Wieder andere betrachten die orale Stimulation der Brust als unangemessen, da sie dem Säugling zu ähnlich ist. Obwohl die manuelle Stimulation der Genitalien fast universell ist, enthalten sich einige Völker wegen der Abneigung gegen Genitalsekrete. Es gibt nicht viele Informationen über Mund-Genital-Kontakt, und man kann nur sagen, dass es unter einigen Völkern häufig und selten unter anderen ist.

Eine beträchtliche Anzahl von Gesellschaften manifestiert Kratzen und Beißen in Verbindung mit sexueller Aktivität, und das meiste geschieht durch die weiblich. Sadomasochismus in jeder anderen Form ist jedoch durch seine Abwesenheit in vorgelesenen Gesellschaften auffällig. Grob geschätzt, erlaubten jedoch 40 bis 50 Prozent der altertümlichen Gesellschaften einen vorehelichen Geschlechtsverkehr unter bestimmten Bedingungen sowohl für Männer als auch für Frauen. Wenn man diese Gruppen als theoretisch ablehnend, wo sie aber tatsächlich den Koitus billigen, der Prozentsatz würde auf vielleicht 70 steigen.

Im ehelichen Koitus, wenn sexueller Zugang nicht nur erlaubt, sondern sogar gefördert wird, würde man beträchtliche Gleichförmigkeit in der Frequenz des Koitus erwarten. Diese Erwartung ist nicht erfüllt: Die soziale Konditionierung beeinflusst den ehelichen Koitus tiefgreifend. Auf einer irischen Insel, von der ein Forscher berichtet, wird beispielsweise der Ehekoitus am besten pro Jahr gemessen, und bei den Cayapas Ecuadors ist eine Häufigkeit von zwei Mal pro Woche vorzuweisen. Die Koitalfrequenzen anderer Gruppen sind dagegen näher am menschlichen Potential. In einer polynesischen Gruppe war die übliche Häufigkeit des Ehekoitus bei Individuen in ihren späten 20ern 10 bis 12 pro Woche und in ihren späten 40ern war die Häufigkeit auf drei bis vier gesunken. Die afrikanische Bala, nach einem Forscher, ist der Koitus im Durchschnitt von ein- bis zweimal pro Tag vom jungen Erwachsenenalter bis in die sechste Lebensdekade.

Der Geschlechtsverkehr ist nicht uneingeschränkt. Coitus während der Menstruation oder nach einer bestimmten Phase der Schwangerschaft ist in der Regel tabu. Nach der Entbindung muss oft lange Zeit vergehen, bis der Koitus wiederaufgenommen werden kann und einige Völker enthalten sich aus magischen Gründen vor oder während der Kriegsführung, Jagdexpeditionen und bestimmten anderen wichtigen Ereignissen oder Zeremonien.

In der modernen westlichen Gesellschaft findet man Menstruations-, Schwangerschafts- und nachgeburtliche Tabus, die unter ästhetischem oder medizinischem Aspekt verewigt werden, und Trainer versuchen immer noch, das Zölibat bei Sportlern vor dem Wettkampf zu erzwingen.

Seitensprung Koitus liefert ein eindrucksvolles Beispiel für den doppelten Standard: es wird erwartet oder toleriert bei Männern und ist generell verboten für Frauen. Sehr wenige Gesellschaften erlauben Ehefrauen sexuelle Freiheit. Extramaritaler Koitus mit Zustimmung des Ehemannes ist jedoch eine andere Sache.

Irgendwo zwischen zwei Fünftel und drei Fünftel der frühen Gesellschaften erlauben die Verleihung von Ehefrauen oder erlauben der Ehefrau mit bestimmten Verwandten (in der Regel Schwäger) Koitus zu haben oder ihre Freiheit bei besonderen feierlichen Anlässen auszuleben. Das Hauptaugenmerk vorliterarischer Gesellschaften liegt nicht auf der Moral, sondern auf praktischen Erwägungen: Schwächt der Akt Verwandtschaftsbeziehungen und Loyalität? Wird es das soziale Ansehen des Ehemannes schädigen? Wird es eine Schwangerschaft verursachen und die Erbschaft erschweren oder die Ehefrau veranlassen, ihre Pflichten und Verpflichtungen zu vernachlässigen?

Am allerfeinsten für das westliche Denken ist dasjenige jener Völker, deren Eheschließung die Paarung der Braut mit einem anderen als dem Bräutigam vorsieht, doch ist daran zu erinnern, dass diese Praxis im mittelalterlichen Europa nur begrenzt als jus primae noctis existierte Das Recht des Herrn auf die Braut eines seiner Untertanen. Geschlechtsspezifische Abweichungen und Sexualstraftaten sind natürlich soziale Definitionen und keine natürlichen Phänomene. Was normatives Verhalten in einer Gesellschaft ist, kann in einem anderen eine Abweichung oder ein Verbrechen sein. Man kann durch die Literatur gehen und entdecken, dass praktisch jeder sexuelle Akt, auch Kind-Erwachsener-Beziehungen oder Nekrophilie, irgendwo irgendwann akzeptables Verhalten hat.

Homosexualität ist in vielleicht zwei Drittel der menschlichen Gesellschaften erlaubt. In einigen Gruppen ist es normatives

Verhalten, während es in anderen nicht nur abwesend ist, sondern auch jenseits der Vorstellungskraft. Im Allgemeinen handelt es sich nicht um eine Aktivität, an der der Großteil der Bevölkerung beteiligt ist, sondern um eine alternative Lebensweise für bestimmte Personen. Diese besonderen Individuen sind manchmal Transvestiten - das heißt, sie kleiden sich und benehmen sich wie das andere Geschlecht. Manchmal werden sie als Kuriositäten betrachtet oder verspottet, aber öfter wird ihnen Respekt zuteil und ihnen werden magische Kräfte zugeschrieben. Es ist jedoch bemerkenswert, dass abgesehen von diesen Transvestiten, exklusive Homosexualität in frühzeitlichen Gesellschaften ziemlich selten ist.

Abschließend, die Hauptlehrstunde der Anthropologie ist, dass keine Art von sexuellem Verhalten oder Einstellung einen universellen, anhängenden sozialen oder psychologischen Wert für gut oder Böses hat - die ganze Bedeutung und der Wert jedes Ausdrucks der Sexualität wird durch den sozialen Kontext bestimmt, in dem es auftritt.

Laut dem Kulturanthropologen Ernest Becker ist Sex deshalb ein Problem, weil es den Menschen an seine tierische Grundnatur erinnert. Grundsätzlich befassen sich Menschen mit Sterblichkeitssorgen, indem sie sich in kulturelle Symbolik (Überzeugungen, Werte) oder Unsterblichkeitsüberzeugungen (Himmel) einbetten.

Nun, unsere ursprüngliche, tierische Sexualität entfacht Ängste vor unserer eigenen Sterblichkeit. Nur wenn es in einen einzigartigen menschlichen Kontext wie Liebe und Romantik eingebettet ist, ist dies nicht der Fall.

Parallele Normen sorgten dafür, dass die Nachkommen unter Bedingungen geboren wurden, die es ihnen ermöglichten, zu gedeihen. Sex außerhalb eines stabilen Haushalts - in der Regel ein Ehepaar, manchmal andere Arrangements - war tabu, weil

Kinder, die aus diesen Beziehungen geboren wurden, kein Unterstützungssystem haben, das ihr Überleben sichert. Diese gebärfähigen Normen sind immer noch stark und sie entwickeln sich weiter - in entwickelten Gesellschaften ist es inakzeptabel, nach der Geschlechtsreife, aber vor der intellektuellen Reife nicht darüber nach zu denken.

Mit der Einführung der weitverbreiteten Verhütung im 20. Jahrhundert mussten natürlich die Tabus, die die Geburtenbeschränkung einschränken sollten, nicht mehr auf das Geschlecht angewandt werden. Die Voraussetzung der sexuellen Revolution war, dass Sex um seiner selbst willen genossen werden konnte, frei von irgendwelchen gesellschaftlichen Fesseln, aber Kultur ist eine tief verwurzelte Sache. Es wird mehr als zwei Generationen dauern bis Sex als etwas anderes, als beschämend und verschwiegen betrachtet wird. Und während Sex und Gebären durch neuzeitliche Möglichkeiten nicht mehr unbedingt verbunden sind, sind Sex und Beziehungen es immer noch - das Tabu von Sex neben einer Beziehung wird bestehen bleiben, solange Monogamie die Norm ist und sexuelle Sitten werden sich entwickeln, um zu unterstützen, was die Gesellschaft als ideale Beziehungen ansieht.

Wie funktioniert es?

Also, das, was „da abgeht" sind uralte Programme, die genetisch in Dir verankert sind. Sowohl für den Mann, als auch für die Frau. Das Ziel dieser Programme ist eine „gedankenlose" Steuerung Deines Verhaltens, die nur ein Ziel hat: die Erhaltung der Art, oder etwas drastischer als Verhaltensmuster ausgedrückt: Ficken, ficken und nochmals ficken.

Vorzeitige Ejakulation ist schwer zu definieren. Die beste Definition ist die von den amerikanischen Sexologen William Howell Masters und Virginia Eshelman Johnson, die sagen, dass ein Mann an vorzeitiger Ejakulation leidet, wenn er die Ejakulation nicht lange genug hinauszögern kann, um mindestens die Hälfte der Zeit bei einer sexuell normalen Frau zum Orgasmus zu kommen (der andere Rest sollte vorher erbracht werden!!!).

Dies bedeutet im Allgemeinen, dass die vaginale Penetration mit etwas Bewegung (obwohl nicht kontinuierlich) für mehr als eine Minute aufrechterhalten werden muss. Der durchschnittliche Mann ejakuliert in zwei oder drei Minuten nach der vaginalen Penetration. Diese Zeit reicht.

Vorzeitige Ejakulation im streng medizinischen Sinne ist wenn der Mann regelmäßig zu früh kommt und die Ejakulation nicht steuern kann, d.h. er kommt entweder schon beim oder kurz nach dem Eindringen (nach einigen Sekunden) in die Vagina.

Dr. Alfred Kingsley (Kinsey, 1955) hat berichtet, dass 75% aller Männer innerhalb von 2 Minuten nach Eindringen in die Vagina ejakulieren. In einer Studie von Shere Hite (Wikipedia, Wikipedia - Shere Hite, 2010), die Männer umfasste, fand man heraus, dass 21% innerhalb von 1 Minute ejakuliert hatten und 62% innerhalb von 5 Minuten. Diese Studie zeigte auch, dass es eine extreme Schwankungsbreite zwischen den Männern gibt. 7% der Männer gaben an, dass sie nicht vor 15 Minuten ejakulierten.

Auch wenn über die Medien der Mann an sich zum sexuellen Hochleistungssportler hochstilisiert wird, überraschen folgende Studienergebnisse über vorzeitige Ejakulation (Ejaculation, 2010): In der schon genannten Hite Studie gaben 70% der Männer an, dass sie öfter zu früh kommen. In einer britischen Studie, die 5000 Männer umfasste, gaben 10% an, dass sie IMMER zu früh ejakulierten (Update 2005;71(5):39-43) Einer weitere Studie, die ebenfalls 5000 Männer im Alter zwischen 16 und 44 umfasste, kommt zu dem Ergebnis, dass 11,7% Ejaculatio Praecox für zumindest einen Monat in diesem Jahr hatten.

Allerdings hielt das Problem nur in 2,7% der Fälle für länger als 6 Monate an (British Medical Journal 2003; 327:426-7)

Das Thema Sexualität hat in unserer Zeit annähernd den Status eines Hochleistungssports. Männer müssen immer und überall können, sie müssen beliebig lange können und auf jeden Fall immer ihre Sexpartnerinnen zum Orgasmus bringen. Schön wäre es!!! Nur leider geht die Gesellschaft hier von völlig falschen Tatsachen aus und dies führt in vielen Fällen zu sexuellem Verdruss, Unzufriedenheit und kann sogar Beziehungen gefährden. Jeder hätte gerne ein befriedigendes Sexualleben und natürlich ist die vorzeitige Ejakulation ein Störfaktor in der Beziehung. Doch trösten Sie sich, Sie sind auf keinen Fall alleine und das Problem ist lösbar!

Hier sind einige Faktoren, die die vorzeitige Ejakulation begünstigen:

- Stress / Verspannung
- Unsicherheit / Unerfahrenheit
- Angst vor dem Scheitern
- Hohe Erwartungen
- Andere psychologische Ursachen
- Beckenverspannung und Unwissenheit
- Mangelnde Kenntnis von unterstützenden und behindernden Faktoren

Denk einmal darüber nach. Noch vor etwa elftausend Jahren, also knapp bevor wir sesshaft wurden, wäre Deine Lebenserwartung bei etwa 35 Jahren gelegen. Es musste also schnell gehen, zwischen Mann und Frau. Heute liegt Deine Lebenserwartung bei etwa 80 Jahren. Das heißt, dass vor elftausend Jahren das halbe Leben mit achtzehn Jahren rum war, heute ist das etwa mit vierzig Jahren der Fall. Unsere genetischen Programme sind also darauf ausgerichtet, dass Du mit etwa dreißig

Jahren schon so viele Nachkommen gezeugt hast, dass trotz aller Unwägbarkeiten die Erhaltung der Art gewährleistet ist.

(Wikipedia, Wikipedia - Vorzeitiger Samenerguss, 2010): „Man meinte lange, dass die Kontrolle des Orgasmus bei Leuten mit Ejaculatio Praecox erst erlernt werden muss. Die klinischen Studien konnten diese Hypothese nicht bestätigen. Weiteres vermutete man, dass diese Patienten durch negative Erfahrungen konditioniert wurden. Auch diese Theorie konnte in der Praxis nicht bestätigt werden. Neuere Ansätze gehen davon aus, dass die betroffenen Patienten durch Angst so angespannt sind, dass sie ihren Orgasmus nicht kontrollieren können und dabei vielleicht noch unter einer geringen Körperwahrnehmung leiden. Dadurch ist ihnen nicht bewusst, dass sie eigentlich den Orgasmus kontrollieren sollten.“

Laut wissenschaftlicher Unterteilung gibt es 2 Versionen des vorzeitigen Samenergusses.

Version 1: der lebenslange (primäre) frühzeitige Samenerguss

Männer, die schon seit dem Teenager-Alter zu früh kommen. Vermutlich, weil der Junge unterbewusst gelernt hat, sich nicht erwischen zu lassen und deshalb so schnell wie möglich fertig werden musste. Ihm ist eine negative Prägung auf sein Verhalten beigebracht worden, die beim Sex immer unterbewusst aktiviert wird.

Version 2: der erworbene (sekundäre) frühzeitige Samenerguss

Zumeist eine erst später im Leben erworbene Eigenschaft in aller Regel aufgrund von großem psychischen Stress. Arbeit, Kinder, Schulden, Eigenheim, Auto etc. alles unter einem Hut zu bekommen ist oftmals mit großer Strapaze verbunden. Hier kehrt meistens wieder Ruhe ein, wenn sich die Lebenslage entspannt. Erfreulicherweise betrifft diese Art des vorzeitigen Samenergusses den größten Teil der Betroffenen.

Vorzeitige Ejakulation ist auch ein häufiges Problem als natürliche Ergebnis einer übermäßigen Anspannung bei einem Mann, der sexuell benachteiligt wurde.

In aller Regel trifft es also Männer, die viel zu Sorgen und Angst behaftet sind. Der Frühmensch musste befürchten, gleich gefressen zu werden, heute fürchten viele Mann ihrer "Rolle als Besorger" der Frau gegenüber nicht gerecht zu werden. Nicht nur als materieller Versorger, sondern eben auch, es der Partnerin nicht nach allen Regel der Kunst sexuell ordentlich zu besorgen. Ihn drücken die Unsicherheit der eigenen Stärke und seiner Beziehung und er macht sich Unmengen an Gedanken. Dabei verliert er sich selbst aus den Augen, steht nicht mehr zu seinen eigenen Bedürfnissen und kann sie deshalb auch nicht erleben. Ist der Kontakt zur eigenen Mitte erstmal verloren, wird es fast unmöglich den Samenerguss zu kontrollieren.

Gegensätze beim sexuellen Verlangen ist das wohl häufigste sexuelle Problem. Es ist zu einem gewissen Grad unausweichlich, da Unterschiede in der Stärke des sexuellen Impulses und der Fähigkeit zu reagieren auf neurophysiologischen Unterschieden beruhen. Viel Unterschiedlichkeit ist jedoch das Ergebnis einer Hemmung z.B. wenn eine Person während des Tages mehr sexuellen Reizen ausgesetzt war als die andere. Der Partner, der tagsüber regelmäßig sexuell anziehende Personen gesehen hat und sich vielleicht auf dem Rückweg vom Büro oder Laden entspannt hatte, ist naturgemäß mehr am Koitus interessiert als der Partner, der keinen sexuellen Reizen ausgesetzt war. Ein weiterer Grund ist eine unterschiedliche Sichtweise. Vielleicht nimmt eine Person den Koitus als Linderungsmittel vor, um die Prüfungen und Leiden des Lebens zu kompensieren, während ein anderer nur dann an Sex interessiert ist, wenn die vorangegangenen Stunden einigermaßen problemlos und glücklich waren. Selbst in Fällen von neurophysiologischen Unterschieden im Sexualtrieb kann der weniger motivierte Partner zu einem höheren Interesse trainiert werden, da die meisten Menschen weit unterhalb ihrer sexuellen Fähigkeiten operieren.

Psychologische Ermüdung, ein wachsendes Desinteresse am Sexualverhalten mit einem bestimmten Partner, manchmal ein Problem darstellt. Menschen unterliegen Monotonie, und Koitus kann Routine oder sogar eine lästige Pflicht werden. Verminderte Häufigkeiten des Ehekoitus sind häufiger das Ergebnis als das Alter. Die Lösung besteht darin, die Zeit, die Einstellung und die Abkehr von gewohnten Techniken und Positionen zu variieren. Vorurteile oder Antipathien gegenüber bestimmten Positionen, Techniken oder Zeiten verursachen häufig Schwierigkeiten.

Ein Partner kann Mund-Genital-Kontakt oder anale Stimulation wünschen, die der andere Partner als unangenehm oder pervers empfindet. Manche wünschen sich einen Koitus im Licht, andere bestehen auf Dunkelheit; manche bevorzugen den Morgen, andere den Abend. Unnötig zu sagen, dass kein Partner auf etwas bestehen sollte, was dem anderen widerwärtig ist. Die Möglichkeiten für Meinungsverschiedenheiten sind unzählig.

Der Mangel an weiblichem Orgasmus, ist leider auch ein sehr häufiges Problem. Man sollte unterscheiden zwischen Frauen, die sexuell erregt werden, aber keinen Orgasmus erreichen, und solchen, die nicht erregt werden. Nur die letzteren verdienen das Etikett frigid.

Zumeist in jungen Jahren hat die Frau noch keine Ahnung, wie sie mit einem Mann zu einem Orgasmus kommen soll und liegt einfach passiv, in der Erwartung, dass der Mann sie zum Orgasmus bringt. Andere Frauen widerstehen dem Orgasmus, weil das Gefühl die Kontrolle zu verlieren, beängstigend ist. In den meisten Fällen jedoch ist die Unfähigkeit einen Orgasmus zu bekommen einfach das Ergebnis jahrelanger Hemmung - da sie seit ihrer Kindheit trainiert wurde, um dem sexuellen Impuls nicht nachzugeben. Hier ist es schwierig, sich in ein reaktionsfähiges und orgastisches Wesen zu verwandeln. In der abschließenden Analyse ist dies psychologischen Ursprungs. Wenigen Frauen, wenn überhaupt, fehlt die Neurophysiologie die für den Orgasmus notwendig ist und die Anthropologie zeigt, dass in sexuell freizügigen Gesellschaften praktisch alle Frauen kaum Schwierigkeiten haben, einen Orgasmus beim Koitus zu erreichen.

Anorgasmie wird durch das Entfernen von Hemmungen behandelt, indem Techniken zur Vereinigung zweier Sexualpartner unterrichtet werden, die durch einen Orgasmus gefolgert werden. Die effektive Therapie sollte auch der Frau einprägen, dass kein Orgasmus niemals ein Zeichen für Versagen oder Unzulänglichkeit des Partners ist und dass sexuelle Aktivität für beide sehr angenehm ist, selbst wenn kein Orgasmus eintritt. In der Tat, einige Frauen erhalten große Freude und Zufriedenheit ohne Orgasmus, eine Tatsache, die ängstlichen männlichen Partnern bewusst sein sollte. Eine zu große Sorge um den Orgasmus besiegt sich damit.

Wie Kinsey schon einmal betont hat, ist das Denken der Feind der sexuellen Lust, und weder ein Mann noch eine Frau wird einen Orgasmus haben, wenn sie sich fragt, ob sie es erreichen wird oder nicht und ob sie spürt, dass ihr Partner mental die Seiten eines Ehe-Handbuchs umdreht.

Schließlich werden sexuelle Probleme oft durch die Unfähigkeit der Partner aufrechterhalten, ihre Gefühle miteinander frei zu kommunizieren. Es gibt eine merkwürdige und unglückliche Zurückhaltung, seinen Partner zu informieren was zu seinem Vergnügen beiträgt oder nicht. Der Partner muss nach dem Motto "Versuch und Irrtum" arbeiten, immer auf der Suche nach Anzeichen für die Wirksamkeit seiner Bemühungen. Diese Stummheit ist noch ausgeprägter, wenn ein Individuum dem Partner Vorschläge macht. Viele Personen glauben, dass ein Vorschlag oder eine Bitte vom Partner so interpretiert würde, dass er unfähig oder zumindest nachlässig gewesen wäre.

Wie bei allen anderen Problemen können sexuelle Probleme nur dann überwunden oder gemildert werden, wenn die betroffenen Personen effektiv kommunizieren!

Dies ist auch und vor allem bei medizinischen Begrifflichkeiten (Ejaculatio Praecox) problematisch, weil dann plötzlich Leute meinen ein bestimmtes Gebrechen zu haben, unter welchem sie aber eigentlich nicht leiden.

3 Gründe, warum Sie meistens zu früh kommen

- Lange Abstinenz
- Sex mit neuer Partnerin
- Der Sex ist erregender

Kommt Ihnen das bekannt vor? Ich behaupte das genau eines davon der Grund ist, wenn nicht sogar alle drei vereint! Bedenke sie dabei 75% aller Männer innerhalb von 2 min kommen.

Angenommen man platzt fast vor Leidenschaft, dann schüttet der Körper chemische Substanzen wie Endorphine und Oxytocin aus, die extrem glücklich machen. Endorphine sind natürliche Opiate, die uns ein Glücksgefühl bescheren. Oxytocin steigert die Berührungsempfindlichkeit und neben einem Gefühl von Gelassenheit löst es eben auch den Orgasmus aus.

Erster Intimkontakt mit einer neuen Partnerin, Aufregung, Unsicherheit, Leistungsdruck und Stress sind häufig erwähnte Gründe. Auch versteckte Partnerschaftskonflikte – und natürlich offenkundiger Streit – können zu einem „verfrühten Ende" führen. Oft handelt es sich um sehr ehrgeizige, empfindsame Menschen, die sich stets Perfektion abfordern. In solchen Fällen löst häufigerer Koitus das Problem.

Wie definieren sie Sex?

Ist es wirklich nur der rein mechanische Akt des rein und raus Spielchen oder ist es nicht auch nur der Moment der Intimität? Konzentrieren sie sich weniger auf den physischen Akt, sondern mehr auf das große Ganze. Schon mal an Passiv-Sex gedacht? Das heißt, dass der eine Partner den anderen ausgiebig verwöhnt, ohne dass miteinander geschlafen werden muss.

Auch eine Umstellung der Lebensform könnte Abhilfe schaffen z.B. zu einer vernünftigen Zeit zu Hause zu sein, eine ausgewogenere Work-Life-Balance, mehr Schlaf, weniger Grübeln und Stress.

Mittels Hypnose

In meiner Praxis erlebe ich immer wieder wie viel sich über das Unterbewusstsein steuern lässt – auch der Sexualtrieb! Eine Hypnose gegen vorzeitigen Samenerguss könnte auch ihr Ausweg aus dem Dilemma sein.

Sex beginnt nun mal im Kopf. Stimmt! Ebenfalls die vielen Problematiken rund um die Sexualität! Mit der ursachenorientierten Hypnose kann auch der Auslöser für Ihre Problematik gefunden und aufgelöst werden. Dadurch werden Sie Ihre Sexualität wieder frei und ungezwungen genießen können.

Ihr Unterbewusstsein ist ein riesiger Festplattenspeicher, auf dem jede Sekunde Ihres Lebens gespeichert ist.

Viele Dinge, die dort gespeichert sind, sind unglaublich wichtig. Sie würden zum Beispiel nie wieder auf eine heiße Herdplatte fassen, falls Sie es schon einmal gemacht haben. Einige Dinge waren einmal wichtig für Sie, haben aber vielleicht nun an Bedeutung verloren.

Durch die Hypnose bekommt man Zugang zu diesem Daten-
speicher und kann dort neue Verknüpfungen erstellen.

Nehmen wir einmal an, dass Sie bei Ihren ersten sexuellen Erfahrungen mit sich selbst (oder auch zu zweit) Angst gehabt haben, erwischt zu werden. Dies hatte möglicherweise zur Folge,
dass Sie schnell "fertig werden" wollten. Heute brauchen Sie
diese Angst nicht mehr zu haben. Wenn Sie dazu bereit sind,
können diese oder ähnliche Verknüpfungen verändert werden.
Sie können im Anschluss Ihr Sexualleben wieder in vollen Zügen
genießen.

Tipps und Tricks

Um ihr sexuelles Erleben um ein Vielfaches zu steigern!

1: Entspannung

Kein Mann oder Frau kann Sex genießen, wenn der Kopf noch
mit den letzten Problemen beschäftigt ist. Hilfreich sind hier
viele Atemtechniken, Yoga etc. doch dies ist alles so weit weg
von eurem Sexleben. Baut die Entspannung doch einfach ganz
bewusst mit in euer Vorspiel ein, Z.B. ein entspannendes ge-
meinsames Bad, ein Essen bei Kerzenschein, ein ausgiebiges
Vorspiel schon bevor man überhaupt „zusammen ins Bett"
steigt… da gibt es zahlreiche Möglichkeiten und Varianten. Seit
beide aktiv und denkt euch etwas aus, so ist gewährleistet, dass
es jeden Geschmack trifft. Dazu kann vielleicht auch mal ein gemeinsam geführtes Gespräch über Sex, die Vorzüge des anderen oder sogar mal ein gemeinsam angeschauter Porno dienen…

Glaubt mir, wenn Frau sich ausgebrannt fühlt, ist der Sex das Erste, was sie von ihrer To-do-Liste streicht. Mein Mann übernimmt dann automatisch mehr von meinen Aufgaben und lässt mir ein Bad ein, bringt mir meinen Kaffee wie ich ihn liebe und heizt die Praxis ein, um mir eine wundervolle Entspannungsmassage zu geben. Nun ich brauche wohl kaum weiter zu schreiben, wozu diese Fürsorge führt.

2: Kommunizieren sie ihre Ängste

Ja, dies ist vielleicht nicht gerade das Thema für neue Beziehungen, aber warum eigentlich nicht! Nett verpackt können sie wie ein Kompliment an die Frau ihres Begehrens gemacht werden. Warum nicht: "Wow du bist so unglaublich sexy, dass ich nicht glaube lange zurückhalten zu können!", „Dein Körper, deine Haut, deine Pussy machen mich so geil, dass ich fürchte gleich abzuspritzen!" oder „Ich bin so geil auf dich, dass ich befürchte es nicht lange genug zurückhalten zu können." etc. Welche Frau hört nicht gerne, dass sie Mann einfach wahnsinnig macht. Dies schafft Vertrauen und dies ist der Schlüssel zu wahnsinnig gutem Sex! Es lohnt sich also den Mut zusammen zu nehmen und die Gedanken richtig gut zu kommunizieren! Sobald Ängste offen ausgesprochen wurden, fühlt man sich nicht mehr so angespannt.

3: Der Trick mit dem Vorspiel

Sie merken es läuft unaufhaltsam darauf zu – sie können es nicht mehr halten… bauen sie es ins Vorspiel mit ein! Wenn sie es mag spritz es auf ihren Körper oder fick sie kurz zum Abspritzen an, um dann aber wieder ins Vorspiel zurückzugleiten…. Ja es erfordert ein wenig Einfallsreichtum und eventuell neuer Spielvariationen, aber die müssen ja nicht schlecht sein! Im Gegenteil es gibt ihnen viel mehr Raum und Zeit sich ihr danach unbelastet zu widmen, ihren Körper zu entdecken, ihre Lust zu steigern und sie dabei entspannt wahrzunehmen. Das fühlt sich nicht nur geil an, sondern lässt auch die Gedanken im Kopf ruhiger werden.

4: Ruhig Cowboy!

Das Kamasutra kann in jeder Hinsicht inspirierend sein und Ihr Wissen über Liebe, Partnerschaft und Sex vielleicht aus einer neuen Perspektive beleuchten. Basierend auf fünf Sinnen, nämlich dem Anblick, Geruch, Geschmack, Hören und den Berührungen, ist das Ziel des Kamasutras, die Lust beim Sex zu steigern. Immer mit dem Hintergrund, dass Sex etwas Besonderes ist. Es dauert also keine 5 Minuten! Bei der indischen Liebeslehre geht es darum, den eigenen Körper und den des Partners zu erforschen und das Beisammensein, die Zärtlichkeit und das gemeinsame Glück zu genießen.

Sobald der Mann in die Frau eingedrungen ist, entspannen sich beide. Bewegen sie sich gar nicht mehr und genießen sie einfach die Nähe des anderen und seine Liebe. Erst, wenn einer von beiden spürt, dass die Erektion bzw. Lust nachlässt, bewegen sie sich vorsichtig und langsam, um die Leidenschaft anzufachen; jedoch nur um wieder in einen Zustand vollkommener Entspannung zu sinken. Diese emotional tiefe Vereinigung kann stundenlang dauern, ohne dass es zum Samenerguss kommen muss. Das nennt man einen Talorgasmus: Beide Partner sind vollkommen entlastet und begegnen einander als Liebende.... Danach fühlt man sich lebendiger und frischer verbunden als je zuvor. Versucht es doch mal!

Grundsätzlich gilt deshalb zwar Qualität statt Quantität, doch auch Männer sind zu multiplen Orgasmen fähig, was die Chinesen schon seit dreitausend Jahren wissen. Also nach der Erektion ist vor der Erektion:

Durchschnittlich hat ein Mann elf Erektionen am Tag sowie neun in der Nacht. Allerdings: Orgasmus und Samenerguss sind nicht zwangsläufig identisch! *

Die Sexualforscher William Hartman und Marilyn Fithian haben in einer Studie herausgefunden, dass es ein Teilnehmer auf 126 Orgasmen in 60 Minuten gebracht hat.

*Dies ist wichtig für Paare mit Kinderwunsch! Hier immer in der Vagina abspritzen!

5: Masturbation härtet ab!

Männer, die häufig masturbieren, sind durch die stärkere Reizung bei der Reibung nicht mehr ganz so empfindlich bei der Penetration der weiblichen Vagina.

Auch kann sich ein regelmäßiges Sexualleben positiv auf die Potenz und Erektion auswirken. Zudem soll regelmäßiges Ejakulieren Prostatakrebs vorbeugen. Der gute alte Männertrick: er soll sich, wenn möglich, direkt vor dem Sex einen runterholen.

Masturbation wirkt Wunder. Wenn Sie auf Nummer sicher gehen wollen, masturbieren Sie regelmäßig ein- oder zweimal die Woche. Dies wird die Wahrscheinlichkeit, dass Sie zu früh kommen, extrem reduzieren. Je öfter Sie Sex haben, desto besser. Sollten Sie die Partnerin schon kennen, können Sie auch in Ihrer Phantasie zu Ihr masturbieren und so die Erregung im wirklichen Geschlechtsakt etwas reduzieren.

6: Finger weg!

Manchmal wird Männern empfohlen, eine bestimmte Menge an Alkohol vorher trinken. Nicht nur das ich dies aus gesundheitlichen Gründen ablehne, sondern ich möchte zu bedenken geben, dass eine Alkoholfahne keine Frau attraktiv findet. Außerdem könnte dies bewirken, dass Sie Erektionsschwierigkeiten im Alter bekommen.

Viele Männer verwenden Kondome, erstens als Schutz gegen Geschlechtskrankheiten, aber auch um den Ejakulationsdruck zu reduzieren. Je dicker das Kondom, desto weniger spüren Sie und desto länger können Sie den Orgasmus hinauszögern. Jedoch bedenken sie, dass es eben auch den Spaß am Sex minimiert.

Gleiches gilt für Stellungen, die sie weniger erregen. Sollten Sie hingegen mit Ihrer Partnerin gemeinsam kommen wollen sollte Sie eine Stellung wählen, die ihre Partnerin maximal anturnt.

Noch schlimmer: Es gibt betäubende Gels, mit denen man die Penisspitze betupfen kann. Diese Gels können aber nicht nur Reizungen auf der Haut oder in der Scheide Ihrer Partnerin verursachen, sondern auch die Scheide ihrer Partnerin betäuben. Danach ist die Chance auf einen gemeinsamen Orgasmus gleich auf null gesunken. Auf solch dämliche Ideen können wirklich nur geldgierige Abzocker kommen!

Hier noch eine kurze kritische Bewertung von medizinischen Therapien: Die derzeitigen Methoden und Maßnahmen zur Bewertung der Behandlungsergebnisse in PE sind mit einigen Schwierigkeiten standardisiert. Antidepressiva sind im Allgemeinen wirksam bei der Wiederherstellung der Ejakulationskontrolle. Jedoch haben diese Medikamente auf Dauer Nebenwirkungen, die Erektionsstörungen genau in die andere Richtung verschlechtern können. Zudem sind sie nicht wirklich wirksam, da die therapeutische Symptombehandlung häufig nur auf die Dauer der Medikamentengabe beschränkt ist.

Eine sorgfältige Abwägung der individuellen Vorteile von z.B. Dapoxetin sollte auf jeden Fall vom Arzt vorgenommen werden und selbst dann nicht vor den ersten 4 Wochen bzw. mindestens sechs bis acht vollständigen sexuellen Versuche in einem idealen erotischen Rahmen von 30 auf 60 mg Dapoxetin zu erhöht werden. Laut meinen Recherchen werden hier nur gute Ergebnisse erzielt, wenn diese Drogen nur für eine kurze Zeit von max. 60 Tage verwendet werden und nur in Kombination mit einer Sexualtherapie mit dem Paar.

Die pharmakologische Hilfe, die eine Ejaculation verzögert, ermöglicht es jedoch dem Mann eine "positive Erinnerung" an den sexuellen Erfolg zu verknüpfen. Dies kann Manchem eventuell helfen wird, das Problem zu überwinden, den Teufelskreis, der durch mangelnden sexuellen Erfolg ausgelöst wird, zu durchbrechen. Dies könnte aber auch durch eine weniger drastische Maßnahme der Hypnose erreicht werden!

Fazit

Nur kein Leistungsdruck im Bett!

Sex soll Spaß machen und zwar Beiden, warum sich also quälen mit Erfolgsdruck, irgendwelchen Vorurteilen etc. Sex ist das was sie gemeinsam daraus machen und glauben sie einer Frau hier: Auch Frauen sind nicht immer gleich gut drauf! Da gibt es Tage, da könnte Adonis selbst versuchen uns zum Orgasmus zu bringen und wir würden nur müde darüber lächeln; ABER es macht trotzdem Spaß, wir genießen es… die Zuneigung, die Liebe, die Aufmerksamkeit… und an anderen Tagen gibt es kein Halten mehr und wir wollen einfach nur ganz schnell genommen werden! Ja, Frauen sind eben komplizierte Wesen…

Frauen wollen Sex aber bestimmt nicht zum Hochleistungssport degradieren, sondern vielmehr die enge Verbindung zu einem begehrten Menschen mit Sex küren. Dazu stehen vor allem die emotionalen Komponenten im Vordergrund. Wenn sie in der Lage sind ihrer Partnerin zu vermitteln, dass sie sie begehren, kreativ sind und eventuell sogar noch tiefere Emotionen für sie haben, dann ist alles andere nur noch eine Technik, die sie gemeinsam perfektionieren müssen.

Genießen sie ihre gemeinsamen Versuche und praktizieren sie regelmäßig und häufig, notfalls eben auch durch Masturbation. Macht zwar nicht ganz so viel Spaß, aber erleichtert den Druck immens. Viel Spaß!

Weiterführende Literatur

Dieme, C. (2003). Vorzeitiger Samenerguss - Hintergründe, Tipps, Auswege und Erfolgsberichte Betroffener. Leipzig: Stillwasser.

Ejaculation. (2010). Abgerufen am 1. January 2010 von embarrassingproblems.com: http://www.embarrassingproblems.com/ejacprematur e.htm

Goldenberg, J.L., Pyszczynski, T., et al. (1999). Death, sex love and nueroticism: Why is sex such a problem? Journal of Personality and Social Psychology,77, 1173-1187.

http://www.radford.edu/~jaspelme/_private/gradsoc_articles/terror%20mana...

Goldenberg, J.L., Cox, C.R., et al. (2002). Understanding human ambivalence about sex: The effects of stripping death of meaning. Journal of Sex Research, 39,

Hanel, M. J. (2003). Ejaculatio praecox: Therapiemanual. Stuttgart: Thieme. Hartmann, W., & Fithian, M. (1985).

Treatment of Sexual Dysfunction. Long Beach. Hertoft, P. (1989). Klinische Sexologie. Köln: Deutscher Ärzte- Verlag. Kegeln in der S- Bahn. (2010).

Von   MensHealth.de: http://www.biggerloads.com/penissize/kegels- men.html abgerufen

Kinsey, A. (1955). Das sexuelle Verhalten des Mannes. Berlin: Fischer.

Pfreunder, M. J. (2008). Schon wieder zu früh. Norderstedt: Books on Demand GmbH.

Semans, J. (1956). Premature Ejaculation. Southern Medical Journal, 353-358. Wikipedia, A. (2010).

Vilfredo Pareto. Abgerufen am 2. January 2010 von Wikipedia: http://en.wikipedia.org/wiki/vilfredo_pareto Wikipedia, A. (Januar 2010). Wikipedia - Shere Hite. Abgerufen am 09.01.2010. Januar 2010 von Wikipedia: http://en.wikipedia.org/wiki/shere_hite

Wikipedia, A. (2010). Wikipedia - Vorzeitiger Samenerguss. Abgerufen am 8. January 2010 von Wikipedia: http://de.wikipedia.org/wiki/vorzeitiger_samenerguss

Zilbergeld, B. (1988). Männliche Sexualität. Tübingen: DGfV.

Der multiple Orgasmus des Mannes von klausjuergenbecker.de

nicolestruebin.ch

Erstauflage

Umschlaggestaltung, Illustration: Ann – Kathrin Freud

Lektorat, Korrektorat: Ann – Kathrin Freud

Übersetzung: Ann – Kathrin Freud

Bilder und Medien: MCH Fotostudio, Pixabay, Stockfoto, Pexels, Unsplash, Picjumbo

Weitere Infos unter https://claudia-hesseler.de

ISBN: 9781798132166

Imprint: Independently published

Bibliografische Information der Deutschen Nationalbibliothek:

Die Deutsche Nationalbibliothek verzeichnet diese Publikation in der Deutschen Nationalbibliografie; detaillierte bibliografische Daten sind im Internet über http://dnb.d-nb.de abrufbar.